I0026130

L

T_c

CONSEIL CENTRAL

D'HYGIÈNE ET DE SALUBRITÉ

DE LA COTE-D'OR

MESURES PRÉVENTIVES

CONTRE

LA RAGE

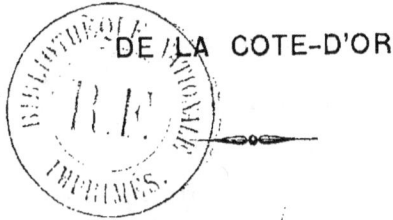

DIJON

IMPRIMERIE ET LITHOGRAPHIE EUGÈNE JOBARD

1874

CONSEIL CENTRAL

D'HYGIÈNE PUBLIQUE ET DE SALUBRITÉ

de la Côte-d'Or.

———— ✦ ————

MM. LE PRÉFET DE LA COTE-D'OR, *président*.

    LADREY, professeur à la Faculté des sciences, *vice-président*.

    VIALLANES, professeur à l'Ecole de médecine, *secrétaire*.

    BAZIN, ingénieur des ponts et chaussées.

    BILLET, doyen de la Faculté des sciences.

    CHANUT, docteur en médecine.

    GAUTRELET, docteur en médecine, professeur à l'Ecole de médecine.

    LALIGANT, vétérinaire.

    MANUEL, manufacturier.

    MOYNE, docteur en médecine.

    SUISSE, architecte.

    TRAUTMANN, ingénieur en chef des mines.

    VILLIÉ, ingénieur des mines.

CONSEIL CENTRAL

D'HYGIÈNE ET DE SALUBRITÉ

DE LA COTE-D'OR

MESURES PRÉVENTIVES

CONTRE LA RAGE

Dans sa séance du 27 février 1874, et à l'occasion des mesures récemment prises par l'Administration municipale de Dijon, le Conseil a prié M. Laligant de préparer un rapport sur ce qu'il conviendrait de faire pour prévenir les accidents produits par les chiens atteints de la rage et pour diminuer, autant que possible, les chances d'apparition de cette terrible affection (1).

M. Laligant a accepté cette mission, et à la séance du 12 juin, il a donné lecture du rapport suivant (2) :

---

(1) Cette séance était présidée par M. le Préfet de la Côte-d'Or. Étaient présents : MM. Billet, Gautrelet, Ladrey, Laligant, Manuel, Moyne, Suisse, Viallanes et Villié.

(2) Étaient présents : MM. Ladrey, *vice-président;* Viallanes, *secrétaire;* Laligant, Manuel, Moyne et Villié.

« MESSIEURS,

» Parmi les maladies contagieuses susceptibles de se transmettre des animaux à l'homme, et qui, depuis bien des années, occupent à juste titre les médecins et les vétérinaires, il en est une, d'une importance considérable, et pour laquelle on ne peut que trop chercher à en combattre les tristes effets, je veux parler de la rage.

» Cette affection, en effet, peut se manifester sur tous les animaux domestiques ainsi que sur l'homme, seulement ses conditions de développement ne sont pas pourtant les mêmes. Le chien et le chat, le premier surtout, sont seuls tributaires de la rage ; chez eux, celle-ci peut se déclarer par le fait de la contagion, c'est le cas le plus ordinaire, mais aussi d'une manière spontanée, sans l'intervention d'un germe contagifère, mais sous l'influence de causes extérieures très incomplètement déterminées, je pourrais même dire inconnues jusqu'ici. La rage est donc particulière à ces deux animaux dont l'organisme peut-être considéré comme un foyer de production ; pour toutes les autres espèces, il n'y a que l'inoculation du principe virulent qui puisse déterminer le développement des symptômes rabiques.

» Dans tous les cas, cette terrible maladie est toujours mortelle, tout sujet porteur du virus de la rage est voué tôt ou tard à une mort certaine, et si l'on considère qu'un chien enragé, dont le caractère principal de son état pathologique est le désir de mordre, a la faculté de transmettre sa maladie par sa salive qui est le véhicule de l'élément morbide, si l'on pense un instant que le malheureux qui se trouve en présence des menaces de la rage, pendant une longue période de jours et même de mois, passe par toutes les douleurs morales, par toutes les angoisses du condamné à mort, enfin si l'on se représente les terribles souffrances qu'il va éprouver pour succomber aux tortures de cette redoutable affection, on ne sera nullement surpris des études sérieuses dont la rage a été l'objet de la part des sociétés médicales.

» Néanmoins, malgré toutes les recherches et tous les essais qu'on a pu faire pour trouver le remède curatif, la rage est encore une maladie incurable ; dès qu'on a laissé passer la période trop courte où l'on peut en détruire le germe sur place, dans la blessure, où il a été introduit par la dent de l'animal enragé, la médecine reste impuissante, elle ne sait rien, elle ne peut rien pour conjurer le mal.

» D'après cela, si jusqu'à présent, on ne peut guérir cette maladie, il faut au moins s'efforcer de la prévenir, et cela, par l'application de mesures énergiques strictement observées. C'est de cette façon, que dans les grandes villes surtout, où les accidents rabiques étaient jadis malheureusement bien plus fréquents, on est arrivé à les diminuer dans une certaine proportion. Et c'est, Messieurs, dans l'habitude que nous sommes aujourd'hui de voir la rage canine se manifester à de rares intervalles, que constatant l'apparition de plusieurs cas dans notre ville de Dijon, depuis le commencement de l'année, vous vous êtes préoccupés de la situation.

» La gravité de ces faits devait en effet attirer votre attention, puisque cette maladie peut se communiquer à l'homme et que sa police sanitaire a pour but principal la conservation de la santé de la société ; il s'agit donc ici d'une question d'hygiène publique qui pour cette raison, rentre parfaitement dans vos attributions.

» Aussi, c'est à ce point de vue, Messieurs, que dans votre séance du 27 février dernier, présidée par M. le Préfet de la Côte-d'Or, vous m'avez fait l'honneur de me charger de vous adresser un rapport sur la rage du chien et sur les mesures prophylactiques qu'il serait utile d'employer pour combattre un danger aussi imminent.

» Je crois m'être bien pénétré de vos intentions et de vos désirs, et c'est dans cet espoir que je vais essayer, non pas de vous faire l'histoire de la rage dans tous ses détails, ce travail à occupé des hommes trop compétents, pour que moi, j'aie la prétention d'y apporter du nouveau, mais de vous faire une description pratique, à la portée de tout le monde, des principaux symptômes au moyen desquels on peut reconnaître cette affection, des précautions à prendre à l'égard de personnes mordues, et enfin des mesures à prescrire pour les chiens suspects et ceux attteints de la rage.

Symptômes.

» La rage ne se déclare pas brusquement, au contraire, son début est vague et obscur et les symptômes qui l'annoncent sont peu significatifs et difficiles à apprécier, même pour le vétérinaire. Le chien paraît être sorti de ses habitudes, il est triste et inquiet, son allure n'est pas ordinaire, il obéit à son maître avec défiance et hésitation, son regard est morne et pensif, son attitude est étrange et suspecte. Tous ces signes ne présentent comme on le voit rien de caractéristique, attendu que pour la plupart ils sont les prodrômes de toutes les maladies un peu graves. Dans tous les cas, ils passent très souvent inaperçus aux yeux du propriétaire.

» Mais l'affection fait des progrès rapides ; vers la fin du second jour elle s'accuse par des symptômes plus pathognomoniques. L'agitation devient de plus en plus marquée, l'animal va et vient, se remue dans sa loge, il a des hallucinations, c'est-à-dire qu'il croit voir des objets qui n'existe que fictivement, il suppose voir des mouches qu'il cherche à prendre au vol, ou bien se croyant entouré d'ennemis, quoique parfaitement seul, il cherche tout-à-coup à se jeter en avant et à exécuter le mouvement de morsure comme s'il voulait combattre. Il ressent un besoin insurmontable d'agression à l'égard des animaux de son espèce, c'est même un moyen puissant pour provoquer la manifestation des accès rabiques.

» Néanmoins, le malade reconnaît encore son maître, il le caresse, sans aucune intention de se jeter sur lui.

» Ce fait est important à relater, car bien des personnes croient qu'un chien n'est pas enragé lorsqu'il flatte son maître et qu'il le suit. Depuis le commencement de l'année, trois chiens, chez lesquels la rage existait au moins depuis deux jours, ont été amenés dans mon établissement, aucun n'était muselé, et deux d'entre eux étaient portés sur les bras de leurs propriétaires qui, malgré cela, *n'ont pas été mordus*. On a vu des chiens atteints de la rage, inoculer cette maladie en léchant les mains ou la figure des personnes qui y étaient attachées.

» Des auteurs ont publié pendant longtemps que le chien enragé s'empressait de fuir son logis pour errer dans les champs, suivre les cours d'eau, etc. Il est parfaitement avéré aujourd'hui qu'il ne manifeste aucune de ces tendances s'il n'est exposé à des causes extérieures d'excitation qui l'y obligent.

» La dépravation de l'appétit est un des symptômes les

plus saillants ; souvent l'animal dédaigne son aliment ordinaire pour manger goulûment des morceaux de cuir, du bois, de la paille, de l'étoffe, etc. Pour mieux dire, il dévore tout ce qui est à sa portée. La soif est intense, et cette sensation est attribuée à la dessication de la gorge, qui est le siége d'une paralysie commençante, empêchant la déglutition des liquides. C'est pourquoi, contrairement à ce qu'on prétend, les chiens atteints de la rage, dans le but d'assouvir leur soif, se jettent dans la rivière ou enfoncent leur museau dans l'eau pour l'avaler au lieu de la happer avec leur langue, comme ils le font en bonne santé.

» La douleur de la gorge et la paralysie toujours croissante de cette région font que la gueule est ordinairement béante ; ce qui fait croire à l'arrêt d'un corps étranger dans le fond de cette cavité, d'un os par exemple, ce que du reste l'animal paraît témoigner en se frottant cette région avec ses pattes. Cette erreur a causé déjà de graves accidents aux personnes qui cherchaient à extraire cet os, lequel en réalité n'existait pas.

» C'est aussi à cette altération pathologique du larynx qu'on attribue la modification de la voix, dans son timbre et ses modulations, et ce changement est si caractéristique qu'on ne peut s'y tromper une fois qu'on l'a bien constaté. Le timbre est faible, voilé, fêlé comme on dit, en se servant de l'expression habituelle. Quant aux modulations, elles ont aussi quelque chose de tout particulier. L'aboiement est ordinaire à son début, mais il se termine tout à coup et d'une manière tout à fait singulière en un hurlement à 5, 6 ou 8 tons plus élevés que le commencement.

» Cependant, tous les chiens enragés n'aboient pas, c'est ce qui fait appeler la maladie *rage muette*, par corruption *rage muc*.

» La rage n'est pas régulière dans la manifestation de ses symptômes ; on constate, à des intervalles plus ou moins éloignés, des accès ou délires rabiques.

» Le chien est dans son chenil, calme et tranquille, on le croirait être à son état normal, lorsque tout à coup il est pris d'une crise effrayante ; il n'a plus conscience de ce qu'il fait et n'éprouve aucun sentiment de douleur ; il pousse des hurlements, se jette sur tout ce qu'on lui présente, mord les barreaux de sa loge, se brise les dents et les mâchoires, ou se mord lui-même ; si on lui présente un morceau de fer chauffé au rouge, il le saisit sans ressentir l'effet de la brûlure, en un mot l'animal est comme fou ; il y a chez lui une surexcitation générale, et qui, on doit bien le penser, ne peut pas durer longtemps. En effet à cette période succède bientôt celle de rémission, de coma, pendant laquelle le sujet prend un peu de calme et de repos pour réparer les forces qu'il vient d'user si rapidement.

» A mesure que la maladie augmente, les accès deviennent plus forts et plus fréquents, le système nerveux s'épuise de plus en plus, et dans de telles conditions, la vie ne peut pas se prolonger bien longtemps ; aussi il survient bientôt une anesthésie générale, une diminution de la sensibilité, la paralysie que nous avons déjà signalée fait des progrès rapides et marche d'avant en arrière ; la locomotion est vacillante, le train postérieur balance, les membres qui lui sont annexés refusent de le porter, la gueule est ouverte et les mâchoires immobiles, la respiration s'accélère, les forces s'anéantissent et l'animal succombe à l'asphyxie produite par l'abolition des mouvements de la cage thoracique.

» Telle est la marche la plus habituelle des symptômes de

la rage chez le chien. Mais les choses ne se passent pas toujours avec autant de régularité ; quelquefois la maladie va
plus ou moins vite, ses accès sont aussi plus ou moins
fréquents et ne se présentent pas toujours avec la même
intensité ; cela dépend du caractère du sujet, de son tem-
pérament nerveux et d'une foule de circonstances extérieures qu'il serait superflu d'examiner ici.

» Dans tous les cas, c'est toujours la paralysie périphé-
rique du corps qui occasionne la mort, et cette terminaison
certaine de la rage ne se fait pas longtemps attendre, elle
arrive vers le troisième ou le quatrième jour, très rarement
avant ou après cette époque.

» J'arrive maintenant aux préjugés qui existent encore
dans l'esprit du public à l'égard de la rage, et qui, se
transmettant par tradition, ont été souvent la cause des
accidents très graves qu'on a eu à déplorer.

» On croit généralement que les chiens enragés ne boivent
pas parce qu'ils ont peur de l'eau, et que c'est précisément
pour cette raison que la rage est appelée *hydrophobie*, mot
qui, en effet, veut dire horreur de l'eau. C'est là une erreur
très grande, ces animaux ont au contraire une soif pro-
noncée, ils se jettent à l'eau dans le but de la calmer, et s'ils
ne peuvent arriver à satisfaire cette sensation douloureuse,
c'est parce que la paralysie de la gorge s'oppose à la déglutition des liquides. Donc, le mot hydrophobie ne convient
nullement pour désigner la maladie dont il s'agit.

» Il n'est pas vrai non plus que les chiens atteints de la
rage ne sont dangereux que pendant les accès ; il est parfaitement reconnu aujourd'hui qu'il n'en est rien, l'animal peut
inoculer son virus aussi bien avant ou après les accès
rabiques que pendant la manifestation de ces derniers, et si
au moment du délire, les chances de contagion ont plus de

portéé, c'est tout simplement parce qu'à cette époque, la sécrétion de la salive est plus abondante et les morsures certainement plus profondes.

» Il y a des personnes qui croient que le chien enragé fait peur à celui qui est sain ; cette opinion est aussi erronée que la précédente ; on a vu des chiens non malades se défendre avec courage contre des chiens atteints de la rage, et parvenir même à les terrasser, cela dépend de leur vaillance; s'ils sont poltrons, quoique supérieurs en force, ils reculeront quand même devant leurs adversaires.

» Enfin, un préjugé qui a également du crédit parmi les populations, c'est de croire qu'un chien qui vient d'être mordu devient aussitôt dangereux ; c'est encore une erreur. Entre ce moment et l'époque de l'apparition des symptômes de la rage, il se passe un laps de temps très variable, appelé période d'incubation. Pendant ce temps, l'animal reste dans un état parfait de santé, et sa morsure ne peut offrir aucun danger.

» Le temps d'incubation est bien différent pour les animaux d'une même espèce, et varie suivant les circonstances individuelles jusqu'ici inconnues. Chez le chien, d'après des expériences nombreuses faites dans les écoles vétérinaires, cette période dans les trois quarts des cas au moins, se trouve comprise entre 15 et 60 jours ; c'est dans ces limites, que d'après le plus grand nombre d'observateurs, se maintiennent les variations.

» Mais il se présente des cas exceptionnels accusant des dates en deçà et au-delà. On a vu la rage se manisfester après dix jours seulement, et aussi après 90 à 100 jours. On a observé même un cas dans lequel l'immunité s'est prolongée jusqu'au 290e jour.

» Pour l'espèce humaine, la période d'incubation est plus

différente et est aussi variable que pour le chien. D'où cette conclusion, qu'après une morsure subie, les chances de ne pas voir la rage se manifester augmentent considérablement lorsque deux mois se sont écoulés, et qu'au delà de 90 jours, la grande somme des probabilités est en faveur d'une immunité complète. Sans doute, passé cette époque, le danger n'a pas complètement disparu, puisqu'on a observé des cas de rage après une période d'évolution de 8 à 10 mois, mais les perspectives de l'avenir deviennent de moins en moins sombres et de grandes espérances sont permises aux *personnes victimes* de ces morsures.

Etiologie

» Comme pour les autres maladies contagieuses, un fait général et admis sans conteste, c'est que la rage a une cause principale et constante, la *contagion*.

» Dans ce groupe de maladies, un animal affecté peut toujours donner son mal à un individu sain de son espèce par le transport accidentel ou artificiel de l'élément virulent. Pour quelques unes, c'est même le seul mode de propagation ; exemple : la syphilis, le typhus des bêtes à cornes, au moins dans les contrées occidentales de l'Europe. Mais il en est d'autres qui, tout en se transmettant par la contagion, peuvent aussi se développer sous l'influence de circonstances extérieures indépendantes du sujet, telles que la clavelée du mouton, le choléra chez l'homme, la rage chez le chien et le chat. Pour cette dernière il est notoirement démontré qu'elle n'est jamais spontanée chez l'homme ni chez les autres animaux domestiques, et qu'elle ne peut se manifester que par l'inoculation du virus rabique.

» Cependant à l'égard de cette opinion, tous les auteurs ne sont pas d'accord, quelques-uns n'admettent jamais la spontanéité des affections virulentes ; toujours pour eux, la contagion intervient soit d'une façon directe et palpable, soit entourée de conditions obscures, difficiles à saisir, mais qui existent néanmoins. Toutefois dans le cas particulier de la rage, ce n'est pas l'avis de la majorité des observateurs qui tout en admettant que l'inoculation est la cause la plus ordinaire de cette affection pensent aussi qu'elle peut se développer spontanément, en dehors de toute transmission et dans des circonstances particulières qui nous sont inconnues.

» L'influence des fortes chaleurs auxquelles on a voulu faire jouer un rôle important est plus que problématique, car on ne voit pas que la rage soit plus spécialement la maladie des pays chauds et des saisons chaudes ; au contraire, il résulte des remarques d'hommes compétents en cette matière, que plus la température d'un pays est élevée et régulière, plus la rage est rare et bénigne ; plus au contraire, la température est basse, le climat froid et humide, plus la rage est fréquente et redoutable. A Alger, par exemple, où la grande variation dans la température n'excède pas 3 ou 4 degrés dans les 24 heures, où le climat est presque toujours chaud, la rage serait bien moins commune, bien moins grave que dans les pays froids, humides et à température variable.

» Dans les contrées chaudes de l'extrême Orient, dans l'Amérique du Sud, où la chaleur est très intense et à peu près constante, la maladie rabique est presque inconnue.

» Dans notre pays, où le climat est tempéré, et où il y a deux saisons bien différentes : l'été et l'hiver, d'après des statistiques établies sur des faits authentiques, on constate qu'il n'y a pas une très grande différence entre les saisons sous le rapport des chiffres des cas de rage. La saison d'hiver est équivalente au point de vue du nombre des accidents rabiques à la saison des grandes chaleurs, c'est au printemps que ces accidents ont été le plus nombreux et en automne le moins, et par conséquent, l'opinion qui amnistie l'hiver à l'endroit de la rage et incrimine l'été de préférence à toute autre saison, n'est pas l'expression véritable des faits. Ces observations nous conduisent à cette conclusion, qu'au point de vue de la police sanitaire et de la préservation individuelle, il faut se méfier de la rage, et se tenir en garde contre ses atteintes possibles en tout temps et dans toutes les saisons.

» Quant aux privations de toutes sortes que l'on a invoquées comme conditions génératrices de la rage, elle ne paraissent pas non plus avoir une valeur importante et parfaitement établie. La privation de manger, la stabulation permanente, l'application longtemps prolongée de la muselière, la privation du coït, n'ont pas jusqu'ici fourni la preuve irrévocable de leur influence dans le développement de l'affection dont il s'agit.

» Cependant à l'égard des excitations sexuelles et de leurs conséquences possibles sur l'organisme du chien, des auteurs expriment une certaine réserve. Néanmoins, jusqu'à présent, il n'est pas démontré par l'expérience, que l'empêchement du rapprochement des sexes soit une cause déterminante de la rage ; s'il en était ainsi, les cas de rage s'observeraient beaucoup plus fréquemment qu'on ne les constate en réalité, et probablement ces auteurs se sont inspirés plûtôt de leurs convictions que leurs propres observations.

» D'après des statistiques nombreuses portant sur un

grand nombre d'animaux de l'espéce canine, le sexe mâle a toujours fourni proportionnellement un plus fort contingent à la rage que le sexe femelle. Cela est aujourd'hui parfaitement établi, et, sans nous arrêter à en rechercher la cause, nous dirons que cette remarque ne semble pas déposer en faveur de l'influence attribuée à la privation du coït, cette privation étant bien plus commune, surtout dans les grandes villes, pour les chiennes que pour les chiens.

» La considération des races et de l'âge ne paraît avoir aucun effet sur la production de la rage, attendu que cette affection se développe sur des chiens de tout âge et appartenant à n'importe quelle race.

» D'aprés cela, on est donc conduit à conclure que l'on ignore à peu près tout ce qui concerne l'étiologie de la rage dite spontanée. L'étude attentive des faits nous montre seulement qu'il y a lieu de renoncer aux croyances répandues à l'état des préjugés, et d'admettre une seule chose hors de doute, c'est la transmissibilité de cette affection de l'animal malade à l'individu sain, c'est-à-dire la contagion dont je vais m'occuper maintenant.

» D'après des expériences nombreuses, le virus rabique a son siège dans la salive, qui en est par conséquent le véhicule et qui est produit comme elle dans les glandes salivaires. Aucun autre liquide animal, tel que le sang, la bile, le suc gastrique, etc., ne recèlent cet élément virulent; ce dernier cependant peut le contenir, mais ce n'est pas autrement que par la déglutition de la salive qui vient se mélanger aux liquides intestinaux.

» Le sujet malade ne dégage aucune matière virulente qui puisse s'introduire dans l'économie par les voies respiratoires et par les voies digestives. Il faut donc, pour qu'il y ait contagion, que le virus rabique soit déposé sur une surface dépourvue de son épiderme, et qu'il la pénètre, pour être ensuite absorbé par son réseau capillaire. C'est en effet ce qui se passe lorsque l'agent de transmission ou la salive est portée par la dent qui pénètre dans les chairs lors de la morsure, ou déposée accidentellement sur une partie quelconque du tégument dénudé de sa couche épithéliale. C'est là un fait dont la démonstration serait superflue. Elle est acquise et incontestée.

» Mais une autre question très intéressante se présente, c'est de savoir dans quelle mesure l'insertion de la matière virulente inocule la maladie, car de nombreuses expériences ont établi que la transmission n'est pas infaillible. Bien au contraire, l'observation démontre que dans le plus grand nombre de cas de morsures par des chiens enragés, ceux-ci n'ont pas transmis leur affection.

» Pour ce qui a rapport à l'espèce canine, à la suite de nombreuses recherches faites dans les écoles vétérinaires, il résulte que plus des deux tiers des sujets échappent à l'inoculation. Pour l'espèce humaine, on n'a constaté des accidents rabiques que dans la proportion de 40 pour 100.

» Les cas de rage sur des personnes mordues ne sont pas répartis d'une manière égale entre les deux sexes, toujours le nombre des femmes mordues est de beaucoup inférieur à celui des hommes, ce qui ne peut s'expliquer que par les chances moindres que courent les femmes en raison de leurs habitudes et de leurs travaux, d'être rencontrées par des chiens enragés et de subir leurs atteintes. Peut-être aussi que l'ampleur plus grande de leurs vêtements est pour elles une condition de préservation, l'animal enragé assouvissant sa fureur sur tout ce qu'il trouve immédiatement sous sa dent.

» L'âge doit aussi avoir une influence sur le développement des accidents rabiques. Les enfants sont plus exposés que les grandes personnes ; en effet, il est reconnu que le plus grand nombre des malheurs causés par la rage correspondent au bas âge, à une période comprise entre 5 et 15 ans, c'est-à-dire à l'âge des jeux, de l'imprudence et de la faiblesse. Bien des chiens, sous le coup de cette terrible maladie, épargneraient les enfants auxquels ils sont familiers, s'ils n'étaient poussés à bout par des harcellements continuels, que ceux-là répètent d'autant plus volontiers que, ne reconnaissant pas dans le chien avec lequel ils veulent jouer, son humeur habituelle, ils se trouvent déterminés par là à l'exciter davantage.

Traitement préventif.

» Avant d'examiner les mesures préventives à appliquer, à l'égard de l'espéce canine, dans le but de diminuer les accidents rabiques, je crois utile de dire quelques mots sur les moyens à l'aide desquels il est possible, je ne dirai pas de guérir la rage, puisque jusqu'ici le remède est inconnu, mais d'en prévenir les terribles effets sur les personnes mordues.

» L'absorption du virus faite par la plaie de la morsure étant la cause directe du développement ultérieur de la rage, la première chose à faire, c'est d'empêcher cette absorption par la destruction des tissus qui sont imprégnés de la salive, et par suite de l'élément contagifère. Cette opération doit être faite immédiatement après la morsure, car plus on attendra, moins on aura de chances d'agir avec efficacité. Cependant, on devra toujours y procéder, lors même qu'il se serait écoulé un certain temps depuis l'accident.

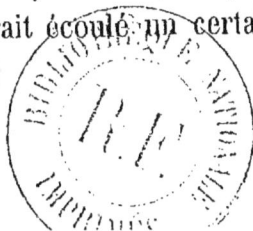

» Tous les agents caustiques peuvent être employés, mais ils ne jouissent pas tous des mêmes avantages ; il est un procédé qui, par sa force d'action, est bien supérieur à tous les autres, c'est la cautérisation au fer rouge, faite sur une large surface, avec le plus d'énergie et dans le plus bref délai possible. C'est, je le répète, cette cautérisation qui est reconnue aujourd'hui la plus efficace de toutes et la plus fidèle des ressources prophylactiques.

» Après le fer rouge et faute de ce moyen qu'on n'a pas toujours à sa disposition, on s'adressera aux caustiques liquides, et on donnera autant que possible la préférence à ceux qui ont le plus d'action, comme les acides nitrique, sulfurique, le beurre d'antimoine, etc. Enfin, faute de tous ces agents, on pourra se servir de ce que l'on a sous la main, tel que de l'alcool, de l'ammoniaque, du vinaigre, des solutions astringentes, etc. Mais ces substances sont d'un effet très faible, et il y a lieu à craindre qu'elles ne soient insuffisantes, c'est pourquoi, si on en fait usage, ce ne sera qu'en attendant qu'on ait à sa disposition une substance plus énergique.

» On ne saurait trop recommander d'opérer très énergiquement, de cautériser profondément et au-delà de la morsure, car un très grand dombre de témoignages prouvent que bien souvent on s'est contenté de pratiques insuffisantes.

» Mais, il peut arriver que l'on soit loin de tous les secours et qu'on n'ait sous la main aucun agent propre à détruire le liquide virulent qui peut avoir été introduit dans la plaie d'une morsure ; alors, que faut-il faire en face d'un danger aussi grand ? Dans ce cas encore, il ne faut pas rester inactif, car l'on peut, par l'emploi de pratiques spéciales, parvenir soit à empêcher l'absorption du virus, soit tout au moins à la retarder. Le premier de ces moyens préservateurs, si l'on sait y recourir à temps, est la succion immédiate de la plaie que le blessé devrait toujours s'empresser de pratiquer lui-même, si c'est possible. Le sang qui s'écoule sous l'aspiration des lèvres entraînant avec lui le liquide virulent, les chances de l'absorption de ce liquide se trouvent ainsi ou annulées, ou considérablement réduites. Sans doute, l'on peut objecter à cette pratique que l'absorption, qui ne se fait pas dans la plaie, peut s'effectuer dans la bouche, grâce à l'extrême finesse de la membrane qui la tapisse ; mais ce danger peut être évité si, après chaque succion, le liquide aspiré est immédiatement rejeté. Du reste, je ne crois pas qu'en une telle occurrence, il y ait pour le blessé motif à hésitation à l'égard du parti qu'il doit prendre, puisque à coup sûr, les chances sont bien plus grandes de l'absorption d'un virus par la surface d'une plaie que par celle d'une muqueuse intacte.

» Pour prévenir les redoutables effets des morsures, on peut également recourir à l'expression des plaies, afin de les faire saigner le plus possible et d'entraîner avec le sang la salive virulente qu'elle peut contenir. Si en même temps qu'on exprime les plaies, il est possible de les soumettre à un lavage continu, il ne faut pas négliger l'emploi de ce moyen qui peut être très efficace.

» Il sera bon aussi, en attendant qu'on puisse faire usage des agents destructeurs, feu ou caustiques, de soumettre les lèvres des plaies à une pression continue, de manière à effacer le calibre de leurs petits vaisseaux, et à suspendre dans leurs tissus le courant sanguin, condition nécessaire à l'absorption.

» Toutes les fois que la disposition de la région permettra de l'étreindre par une ligature circulaire, on fera bien d'employer ce procédé propre à suspendre la circulation locale et à ralentir, si ce n'est même à empêcher, l'absorption dans les tissus blessés. Cette ligature ne devra être levée qu'après l'application des caustiques, et il sera même toujours d'une bonne précaution de la maintenir jusqu'à ce que, par l'emploi des ventouses scarifiées multiples, on ait pu faire évacuer la plus grande quantité possible du sang dont elle avait suspendu le cours, dans les parties soumises à son étreinte.

» Quant aux recettes et aux remèdes secrets auxquels beaucoup de personnes ont eu recours pour se mettre à l'abri des menaces de la rage, il est certain qu'aucun de ces moyens, tous plus vantés les uns que les autres, dans les localités où la tradition les a conservés, n'a fourni la preuve de son efficacité thérapeutique ; mais, y a-t-il lieu de les proscrire ou y a-t-il avantage à les mettre en pratique ? Une fois que la médecine a rempli son rôle, et que le médecin a employé à l'égard du blessé toutes les précautions précitées, dans le but d'empêcher le passage du virus rabique dans le torrent de la circulation, il ne peut y avoir aucun inconvénient à ce que le malheureux, victime des terreurs de la rage, aille chercher n'importe où quelques nouveaux motifs d'espérance.

» Qui peut dire que sa confiance ou sa foi en un remède empirique, en un breuvage innocent, ne seront pas pour lui, dans une certaine mesure, des moyens de salut ?

» De nombreuses observations prouvent qu'à nombre égal de sujets, enfants et adultes, exposés à la rage par suite de morsures, cette maladie fait bien moins de victimes sur les enfants que sur les autres. Ce résultat ne démontrerait-il pas que le moral pourrait bien avoir quelque influence sur les manifestations de cette redoutable affection ?

» Au reste, quand il n'en serait pas ainsi, n'est-ce donc rien que de donner de la tranquillité à ceux qui sont sous le coup de la rage, et de leur permettre de passer les jours qui leur sont comptés à l'abri de terribles soucis auxquels les perspectives de leur sombre avenir les laissent en proie. Et puis, la rage étant une maladie incurable, jusqu'à présent tout au moins, pour ceux qui sont condamnés à périr du mal dont ils ont reçu le germe, est-ce que la désillusion ne viendra pas toujours assez tôt ?

» Mais disons-le, il ne faut pas que ces moyens qui constituent ce qu'on peut appeler le traitement moral de la rage, prennent jamais le pas sur ceux dont l'action matérielle peut être efficace, lorsqu'on les emploie dans le temps convenable et que l'on sait s'en servir. Il ne faut pas surtout que jamais les premiers se substituent à ceux-ci : là est le danger contre lequel on ne saurait trop mettre en garde les populations.

Police sanitaire.

» J'arrive enfin, Messieurs, à une dernière question, celle de la police sanitaire de la rage.

» L'orsqu'un chien est reconnu atteint de la rage, le devoir de l'autorité ne doit laisser place à aucune hésitation, il doit être immédiatement mis à mort ; car les plus grands dangers sont pour l'homme. Celui-ci ne discute pas le péril de sa sécurité ; quand il existe, il le combat par tous les moyens possibles ; la vie de tous les chiens du monde n'est pas à mettre en parallèle avec celle d'un seul homme. Pour les chiens enragés, la police sanitaire se réduit donc à l'abattage de ceux-ci dans un délai le plus court possible.

» Quant à ceux qui sont suspects, je crois qu'il y a lieu de reconnaître deux degrés au moins de suspicion.

» Un chien habitait avec un autre lorsque celui-ci est devenu enragé, ou bien il a été terrassé, roulé par ce dernier ; ici il y a une grande probabilité pour qu'il y ait eu morsure, quand même on n'en trouverait aucune trace ; il y a donc des craintes à avoir pour l'avenir à l'égard de cet animal qui peut être considéré comme douteux au plus haut degré, aussi en cette circonstance, l'abattage est encore commandé par le danger qu'il peut occasionnner. Le propriétaire devra s'y résigner volontiers et n'apporter aucun obstacle à l'exécution de cette sage mesure. Il suffit qu'il songe aux accidents auxquels il expose lui et les siens, quelle responsabilité il encoure en cette occasion et combien il aurait à se repentir s'il arrivait un malheur, pour qn'il n'hésite pas nn instant.

» Mais un chien porte un plaie par morsure sans qu'on sache si elle a été produite par un chien atteint de la rage, un autre est trouvé errant dans une rue qui vient d'être parcourue par un chien recounu enragé, ou bien il appartient à un propriétaire voisin de celui chez qui un cas de rage s'est déclaré. Dans ces diverses circonstances, on est loin d'être sûr qu'il y a eu contagion, ce n'est pas probable, mais cependant il n'y a pas certitude, et à cause de cela, les propriétaires pourront, de leur gré, et pour leur tranquillité personnelle, faire abattre leurs animaux, mais à mon avis, il n'y a pas lieu de les contraindre dans ce cas, la sequestration me paraissant suffisante.

» Toutefois celle-ci doit être pratiquée dans des conditions convenables, tandis que le plus souvent, elle est imparfaite ; ordinairement, on se contente d'interdire aux animaux suspects la sortie dans la rue ; ils sont libres dans la maison ou dans la cour, ou s'ils sont attachés, c'est à un lien beaucoup trop long, qui leur permet d'avoir des rapports plus ou moins directs avec les personnes qui circulent autour d'eux.

» De cette façon cette surveillance est mal observée et l'autorité ne doit point la tolérer, car si par suite de ces précautions, ces chiens ne sont pas dangereux pour les étrangers, ils peuvent, d'un moment à l'autre, devenir redoutables pour les gens de la maison.

» Pour que la séquestration soit convenable, pour qu'elle ne laisse rien à désirer, il faut que chacun de ces animaux soit enfermé dans une loge affectée à lui seul, et solidement attaché avec une chaine en fer.

» Ici se pose une question importante, c'est de savoir combien de temps doit durer cette séquestration? Si la période d'incubation était parfaitement déterminée, la réponse serait facile, mais il n'en est pas ainsi, puisque comme je l'ai dit précédemment, ce laps de temps est très variable. Néanmoins, la grande majorité des cas de rage se manisfestant dans les 90 jours qui suivent la morsure, la durée de la surveillance est généralement restreinte dans cette limite. C'est celle observée dans les écoles vétérinaires.

» On comprendra du reste qu'il n'est pas possible de prolonger indéfiniment cette stabulation permanente, dont les conséquences finiraient par devenir funestes à l'animal qui en est l'objet. Un emprisonnement de trois mois est déjà bien long pour le pauvre chien à l'égard duquel il y a suspicion.

» C'est à cela que doit se borner toute la police sanitaire de la rage et par conséquent cette question se réduit, comme on voit, à fort peu de chose; elle est de beaucoup dominée par les mesures d'hygiène qu'il ne faut pas confondre avec elle.

» Les chiens, au point de vue de la rage sont l'objet d'une surveillance spéciale de la part des autorités. Celles-ci prennent habituellement, dans les villes surtout, des arrêtés annuels prescrivant certaines mesures, dans le but de prévenir la propagation de cette maladie. Ces prescriptions portent le plus souvent sur l'obligation de tenir les chiens en laisse, et sur celle de les munir d'une muselière supposée capable de les mettre dans l'impossibilité de se servir de leurs dents contre les passants.

» Ce sont là les seules mesures de police qui, depuis bien des années, sont prescrites pour notre ville de Dijon, où la population canine est relativement considérable, puisque pour l'exercice 1874, le nombre des chiens déclarés pour le paiement de la taxe dont cette espèce est imposée, s'élève à 2,577. D'après ce chiffre, qui de prime abord peut paraître extraordinaire, il est bien permis d'évaluer à plus de 3,000 le nombre total, attendu qu'il y a bien des chiens pour lesquels leurs propriétaires ne paient pas d'impôt.

» Dans tous les cas, cette quantité d'animaux de l'espèce canine justifie de l'importance des mesures prophylactiques que l'autorité doit prendre pour restreindre, autant que possible, le nombre des accidents rabiques.

» A Dijon, les prescriptions dont je viens de parler, ont toujours été publiées à l'accasion de deux circonstances seulement : 1º pendant les grandes chaleurs de l'année, la température élevée étant considérée comme une cause prédisposante de la rage ; 2º lorsqu'un ou plusieurs cas de rage viennent de se déclarer ; et il est ajouté, comme pour assurer l'exécution de ces mesures, que tout chien, non muselé, ni tenu en laisse, et qui sera trouvé sur la voie publique, sera immédiatement empoisonné.

» Cette manière de procéder est vicieuse dans toutes ses formes, et à tous les points de vue.

» En effet, d'après des statistiques nombreuses et des observations importantes faites dans les écoles vétérinaires et ailleurs, il résulte que les grandes chaleurs n'ont pas d'influence sur le développement de la maladie qui nous occupe, que celle-ci se manifeste à toutes les époques de l'année, mais que cependant, c'est au printemps, où la température est très irrégulière et variée, qu'elle paraît se montrer de préférence. Ce n'est donc pas en été que les cas de rage sont le plus nombreux, par conséquent il n'est pas rationnel de prescrire des mesures préventives pendant cette saison plutôt que pendant une autre. Au reste, cette influence est si peu marquée, il y a une si petite différence entre le nombre des cas de rage suivant les quatre saisons de l'année, qu'il n'y a pas lieu de prendre des mesures spéciale pour n'importe quelle saison.

» La deuxième cause, avons-nous dit, qui provoque la promulgation des arrêtés dont nous nous occupons, c'est l'apparition de quelques cas de rage à des époques rapprochées. Ces précautions sont prises soit dans les villes, soit dans les communes voisines, dans la crainte que des chiens atteints de cette affection et qui ont été abattus, n'aient mordu d'autres chiens, qui plus tard peuvent devenir enragés à leur tour.

» Mais qu'arrive-t-il ? cet arrêté est publié immédiatement après la constatation de ces manifestations rabiques, de plus il est temporaire, on ne l'observe guère que pendant trois ou quatre semaines, c'est-à-dire juste durant la période pendant laquelle il n'y a pas de danger, attendu que la rage, d'après ce que nous avons dit à propos de son temps d'évolution, ne se développe ordinairement qu'après 30, 40 ou 60 jours. Les mesures de police prescrites par ces arrêtés sont donc d'une inutilité complète, du moins si on laisse de côté l'effet moral qu'elles peuvent produire sur les populations effrayées.

» Ajoutons que la prescription de la muselière s'arrête sur le seuil des habitations, à l'intérieur desquelles elle cesse d'être mise en pratique.

» Les arrêtés ainsi compris sont donc loin de présenter les avantages qu'on leur attribue depuis tant d'années, au contraire, à mon avis, il y a lieu de les proscrire d'une manière complète si l'on considère d'une part l'embarras et la sujétion auxquels sont astreints les propriétaires et les souffrances qu'endurent les malheureux chiens à qui on impose la muselière ; et d'un autre côté l'inefficacité absolue de ces mesures.

» Pour bien des personnes même, l'usage prolongé de la muselière peut occasionner la rage ; jusqu'ici les faits manquent pour étayer un tel raisonnement, mais on peut dire que souvent cet appareil blesse la tête, gêne l'animal, au point que beaucoup ne veulent pas la supporter, ou bien, si on les y oblige, ils ne sortent plus de leur chenil ; son emploi a également l'inconvénient d'empêcher le chien de se désaltérer à son gré et de lui maintenir la gueule fermée, circonstance, qui, dans les grandes chaleurs, nuit à la respiration et le condamne à une allure peu rapide.

» Quant à l'empoisonnement employé pour les chiens non muselés et errant dans les rues malgré la défense qui en est faite, cette mesure est de beaucoup trop sévère et n'a pas la portée et les résultats qu'on peut en attendre. Certainement, si ce moyen n'était mis en pratique que sur des

chiens sans valeur et sans utilité, et qui errent de tous côtés
pour trouver leur nourriture, le procédé serait très bon et
rendrait de grands services ; mais il n'en est pas toujours
ainsi ; un chien tenu à l'attache brise son lien ou passe la
tête à travers son collier et s'enfuit sur la voie publique ; ou
bien, étant enfermé, tout à coup il s'échappe de la maison,
parce que, par mégarde, les portes n'ont pas été fermées.
Dans ces différents cas, comme il n'est pas muselé et que
l'agent porteur du poison n'a pas de préférence, cet animal
va être victime de la boulette. De là des récriminations de la
part du propriétaire, qui vient d'éprouver une perte réelle,
et qui aurait mieux aimé, quoique n'ayant pas transgressé
la loi intentionnellement, payer une amende que de perdre
un chien auquel il tenait beaucoup.

» Les mesures prescrites par l'autorité se résument donc
au musellement, au tenu en laisse, et à l'empoisonnement
comme garantie de leur exécution. Or, nous venons de
reconnaître qu'en appliquant ce système, on n'arrive à aucun
résultat utile, et par conséquent la conclusion qui se présente
naturellement, c'est qu'il faut y renoncer.

» Nous ferons ressortir d'une manière très nette cette
conséquence qui peut paraître tout d'abord trop absolue,
en faisant le récit de ce qui s'est passé cet hiver à Dijon,
à propos d'un cas de rage constaté dans mon établissement,
le 6 janvier 1874.

» Voici l'arrêté pris à cette occasion par M. le Maire de
Dijon, à la date du 10 janvier :

« ART. 1er. — A partir du jeudi 15 janvier, et jusqu'à
» nouvel ordre, aucun chien ne pourra circuler dans les
» rues de Dijon s'il n'est muselé ou tenu en laisse.
» ART. 2. — Tous les chiens qui, à compter du même

» jour, parcourront les rues sans que leurs propriétaires
» se soient conformés aux prescriptions qui précèdent, se-
» ront empoisonnés par les soins d'agents spécialement
» nommés à cet effet par l'Administration municipale.

» ART. 3. — M. le Commissaire central est chargé de
» la rigoureuse exécution du présent arrêté.

» Hôtel-de-Ville, le 10 janvier 1874.

» *Le Maire* ,

» *Signé* : AUG. PERDRIX. »

» Cet arrêté a été publié par les journaux et affiché à
Dijon ainsi que dans toutes les communes des trois cantons.

» Voici maintenant, relativement à son exécution, des
renseignements puisés à une source officielle :

» Des boulettes ont été jetées aux chiens non muselés, à
partir du 15 janvier et pendant huit jours ; après le 22, on
a cessé d'user de ce moyen. Trente boulettes ont été jetées
dans l'intervalle de ces huit jours, et six chiens seulement
ont été empoisonnés, soit que les autres aient refusé de
prendre le poison, soit que celui-ci n'ait pas été assez
énergique.

» Quinze jours après le commencement de l'exécution de
l'arrêté, les journaux annonçaient que les chiens pouvaient
circuler librement et dans les conditions ordinaires.

» Dans l'intervalle du 15 janvier au 1ᵉʳ février, aucun
accident rabique ne s'est manifesté ni à Dijon ni dans les
communes voisines.

» Or, l'arrêté municipal du 10 janvier avait pour but
d'empêcher les accidents pouvant résulter de la contagion
produite par la morsure de l'animal abattu sur d'autres
chiens.

» Si ce cas s'était présenté, c'est-à-dire si des chiens sains avaient été mordus par le chien enragé et s'il y avait eu absorption du virus par la plaie, d'après ce que nous avons dit précédemment sur le temps d'incubation, les symptômes de la rage ne se seraient manifesté, très probablement du moins, qu'après quinze jours, à partir de l'époque de la morsure. Donc, pour le cas dont il s'agit, il y avait peu ou point de danger avant le 1ᵉʳ février, et l'époque critique commençait juste au moment où l'arrêté était rapporté.

» Nous avons donc raison de penser que les arrêtés ainsi compris sont complètement inutiles, que pour en assurer l'efficacité, il faudrait en prolonger l'exécution pendant un temps relativement très long, ce qui est impossible, si l'on considère les inconvénients de toutes sortes que présente l'application de la muselière.

» Cependant, tout le monde comprendra qu'en présence d'une question aussi grave, l'autorité ne doit pas rester indifférente, et nous avons à voir maintenant de quel côté doit se porter son attention.

» Comme je l'ai dit à l'occasion des causes de la rage, c'est à la contagion qu'on doit attribuer la majeure partie des accidents rabiques ; par conséquent, si on pouvait arriver à faire disparaître la plupart des causes qui favorisent cette contagion, on aurait fait un grand pas vers le but que l'on se propose.

» Parmi elles, il en est une qui me paraît être la principale et qui a le plus d'influence dans la propagation de la rage, je veux parler de celle qui se rattache aux chiens errants.

» Sur le nombre énorme des chiens qui existent à Dijon, beaucoup appartiennent à des individus qui n'en ont pas besoin, qui n'en paient pas l'impôt et qui, ne leur donnant pas la nourriture suffisante, les obligent à chercher leur vie dans les balayures jetées dans la rue. Dans de telles conditions d'isolement, ces animaux deviennent querelleurs, prennent un caractère agressif, se battent entre eux ou se jettent sur un autre chien qui accompagne son maître, et qui, par son naturel plus doux et plus docile, est très souvent la dupe de la bataille. C'est, je crois, cette catégorie de chiens qui contribuent pour une large part au développement de l'affection dont il s'agit. Mais les chiens errants n'ont pas seulement cet inconvénient : ils mordent les passants, renversent les enfants, courent après les chevaux des cavaliers, s'attroupent autour d'une chienne en folie, gênent la circulation, etc., et de cette façon, sont la cause de graves accidents.

» Ces animaux sont donc nuisibles, c'est pourquoi il faut les empêcher d'errer sur la voie publique ou bien les faire disparaître.

» Pour arriver à ce résultat, je proposerai les mesures suivantes :

» 1º Que tous les chiens soient munis d'un collier portant une plaque métallique sur laquelle seront écrits, en caractères lisibles, le nom et l'adresse de leur propriétaire ainsi que le numéro sous lequel ce chien est inscrit sur les registres de la mairie ;

» 2º Tout chien qui sera trouvé dans la rue non pourvu du collier en question, sera saisi au moyen d'un lacet et mis en fourrière dans un lieu indiqué et bien connu de tout le monde ;

» 3º Pour chaque animal, la fourrière durera cinq jours ; si pendant ce laps de temps le propriétaire vient reconnaître son chien et désire l'emmener, il le pourra moyennant le paiement d'une amende dont le chiffre sera fixé par l'autorité

locale, et dont une partie sera employée à payer les frais de
la fourrière ;

» 4º Si, après cinq jours, l'animal n'est pas réclamé, il
sera abattu et livré à l'équarisseur.

» En procédant ainsi, il est certain que le nombre des
chiens diminuera, et que cette diminution portera surtout
sur ceux qui ne sont l'objet d'aucun soin et pour lesquels
leurs maîtres ne font aucun sacrifice, pas même celui de la
nourriture. En outre, bien des personnes reculeront devant
l'achat du collier, quoique celui-ci soit d'un prix minime,
parce que, par ce moyen, elles seront obligées de payer la
taxe de leur chien, si elles ne veulent pas s'exposer tôt ou
tard à être punies pour n'avoir pas observé la loi.

» L'usage de la fourrière et du collier portant le nom du
propriétaire présente donc des avantages énormes à tous les
points de vue ; l'exécution de ces mesures est facile et peu
dispendieuse, et leur prescription fera certainement disparaître tous ces chiens errants dont la présence offre tant
d'inconvénients, surtout celui d'être les principaux propa-
gateurs de la rage.

» Telles sont, Messieurs, les considérations que j'ai
l'honneur de vous exposer sur la rage, envisagée principale-
ment chez le chien, affection qui inspire de si légitimes
terreurs aux populations, dans tous les rangs de la
société. »

Après la lecture de ce rapport, plusieurs observations
ont été faites par les membres présents, puis la discussion
ayant été close, le Conseil a approuvé, à l'unanimité, les
conclusions proposées par M. Laligant.

Il a été ensuite décidé que ces conclusions seraient
réunies dans une série d'articles qui pourront servir à for-

mer la base d'un arrêté permanent recommandé aux municipalités, pour remplacer les mesures temporaires employées jusqu'ici.

Cette délibération ainsi que le rapport de M. Laligant, seront adressés à M. le Préfet de la Côte-d'Or, avec prière de donner à ces documents le plus de publicité possible, et de les transmettre aux Conseils d'hygiène des arrondissements de Beaune, Châtillon et Semur, ainsi qu'aux maires de toutes les communes du département.

A la séance du 15 juillet, M. Ladrey a communiqué au Conseil un projet de délibération rédigé conformément aux décisions prises dans la dernière séance (1).

La discussion est ouverte sur ce projet.

M. Moyne développe plusieurs observations, l'une relative aux difficultés que présentera l'inscription sur le collier du numéro sous lequel le chien est inscrit à la mairie ; par la seconde, il voudrait que les chiens mis en fourrière et non réclamés pussent être vendus au profit de la commune ; la troisième porte sur l'absence de détails dans la délibération au sujet des frais de la fourrière.

M. Manuel se prononce contre le système de la vente des chiens arrêtés ; il craint qu'il n'y ait, par suite de cette disposition, des spéculations qu'il faut empêcher.

M. Laligant est disposé à abandonner l'obligation du numéro, dont il n'avait pas parlé d'abord et qui n'a été introduite que par suite des observations de M. Villié.

Après un échange d'observations, le Conseil maintient l'obligation du numéro inscrit sur le collier, dans l'espoir

---

(1) Etaient présents : MM. Ladrey, *vice-président ;* Viallanes, *secrétaire ;* Chanut, Gautrelet, Laligant, Manuel et Moyne.

que si le mode actuel d'enregistrement des chiens pour
l'impôt rend difficile son exécution, il pourra en résulter
sur ce sujet une amélioration utile. L'idée de la vente est
ensuite rejetée ; quant aux frais de la fourrière et aux
amendes à imposer, il faut laisser les municipalités libres
de faire ce qu'elles voudront sur ce sujet.

M. Moyne propose d'introduire dans la délibération un
article spécial relatif aux chiennes en folie. Il est répondu
que le Conseil doit simplement établir les bases d'un arrêté
comprenant ce qui a trait à la rage, et non pas préparer
tous les éléments d'un arrêté complet. Cependant, comme
les excitations produites par la libre circulation des
chiennes en folie peuvent disposer les chiens à la rage,
la proposition est adoptée.

M. Gautrelet signale une lacune dans la délibération, il
n'y est pas question des mesures à prendre dans le cas où
dans une commune on aura signalé le passage de chiens
enragés qui n'auraient pu être abattus.

M. Ladrey pense qu'on pourrait dans ce cas prescrire
des mesures temporaires, telle que l'interdiction de circulation des chiens pendant plusieurs jours.

Le Conseil n'adopte pas l'introduction d'une disposition
spéciale relative à ce cas dans la délibération.

A la suite de cette discussion, le Conseil prend une délibération ainsi conçue :

« Le Conseil central d'hygiène et de salubrité de la Côte-
» d'Or,

» Considérant que les arrêtés municipaux pris jusqu'à
» ce jour pour sauvegarder les populations contre les
» dangers que présentent la propagation et la transmission
» de la rage, sont conçus et exécutés dans des conditions

» qui ne remplissent nullement le but que l'autorité se
» propose d'atteindre,

» Emet l'avis qu'il soit pris dans toutes les communes
» un arrêté permanent ayant pour base les dispositions
» suivantes :

» 1º Tout chien sera muni d'un collier portant une
» plaque métallique sur laquelle seront écrits le nom et
» l'adresse de son propriétaire, ainsi que le numéro sous
» lequel le chien est inscrit sur les registres de la mairie.

» 2º Tout chien qui sera trouvé sur la voie publique non
» pourvu d'un collier portant les mentions signalées dans
» l'article précédent, sera saisi et mis en fourrière dans
» un lieu désigné par l'autorité municipale.

» 3º Pour chaque animal, la fourrière durera.... (le
» nombre de jours sera déterminé par le maire de la
» commune).

» 4º Pendant ce laps de temps, le chien ne pourra être
» rendu à son propriétaire que sur le vu d'une autorisa-
» tion délivrée par le maire.

» 5º Les frais de la fourrière seront prélevés sur les
» amendes imposées aux propriétaires qui ne se seront pas
» conformés aux prescriptions de l'autorité,

» 6º Si après la durée de la fourrière l'animal n'est pas
» réclamé, il sera abattu.

» 7º Les chiennes en folie devront être tenues renfer-
» mées pendant toute la durée de cet état.

» 8º Tout chien reconnu atteint de la rage sera immé-
» diatement abattu.

» 9º Tout chien mordu, terrassé ou roulé par un chien
» enragé, sera également abattu.

» 10º La même mesure pourra être prise à l'égard des
» chiens qui, après enquête, seront fortement soupçonnés

» d'avoir été en rapport avec des chiens enragés. Si les
» soupçons ne paraissent pas suffisamment établis, ou si
» les propriétaires des animaux suspects en expriment le
» désir, les chiens seront mis en fourrière pendant un
» délai qui ne pourra être moindre de 90 jours. Les frais
» occasionnés par cette surveillance seront à la charge
» des propriétaires. »

M. Ladrey rappelle que cette délibération ainsi que le
rapport de M. Laligant, seront immédiatement transmis à
M. le Préfet, avec prière de donner à ces documents toute
la publicité possible. Il demande que dans le résumé qui
sera communiqué aux journaux on ajoute cette mention :
que le Conseil recevra, pour les étudier avec soin, toutes
les observations qui lui seront adressées sur ce sujet par
les personnes compétentes ou intéressées. Cette proposition est adoptée.

*(Extrait de l'Exposé des travaux du Conseil central d'hygiène
et de salubrité de la Côte-d'Or. — Année 1874)*

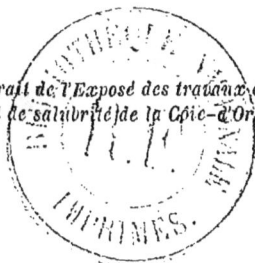

(1374) Imp. Johard.